LETTRE

D'UN MEDECIN

DE LA PROVINCE D'ALSACE

A SON AMI,

Médecin surnuméraire à l'Hôpital de Strasbourg.

M. DCC. LXXXII.

LETTRE

D'un Médecin de la Province d'Alsace, à son Ami, Médecin surnuméraire à l'Hôpital de Strasbourg.

J'AI un reproche à vous faire, mon cher confrere, vous favez qu'ils font très-rares entre vous & moi; mais, en vérité, je ne puis vous pardonner votre inexactitude à me faire connoître les nouveautés littéraires qui paroiffent fous vos yeux, & qui fur-tout intéreffent notre art, ou les perfonnes qui l'exercent : c'étoit cependant le principal objet de la correfpondance que nous avons enfemble. Pourquoi faut - il que ce foit un autre que vous qui m'aye fait connoître les merveilleuſes *Obſervations en forme de lettres ſur la critique de l'ouvrage de M. Lombard, ſur l'importance des évacuants &c.* Cette petite brochure, qui vient de me tomber ſous la main, y eût gagné le ſeul mérite qu'elle pouvoit avoir à mes yeux, je veux dire, le plaiſir de la recevoir de vous. Pardon, mon cher, votre amour propre ne doit pas s'irriter de ceci, quoiqu'il porte particulierement ſur un homme dont vous m'avez fait un éloge pompeux. Vous n'êtes pas le ſeul qui m'ayez parlé avec éloge de M. *Laurent*, &, juſqu'à ce jour, je ne le connoiſſois que d'un côté avantageux. Jugez donc de ma ſurpriſe en liſant ſa lettre à M. *Paulet*. Je ne pus d'abord m'empêcher de croire que quelqu'homme obſcur avoit emprunté le nom de M. *Laurent*, pour faire paſſer, à l'aide de ce nom, une miſérable critique, mais l'aveu public qu'il en fait ne m'a plus permis de le croire. Quoi! Ce M. *Laurent*, dont Strasbourg vante les talens, dont la plume eſt citée pour ſa pureté, eſt l'auteur de cette lettre ? En vérité je n'ai encore rien lu de ſi pitoyable. Quel jargon ! Quelles ironies maladroites & groteſques ! Et quelle mauvaiſe foi ! Tout cela au ſujet d'un Médecin de réputation, qui ne connoit pas M. *Laurent*, que celui - ci connoit encore moins, & avec lequel il n'a jamais rien eu à démêler. Juſqu'où l'eſprit de parti & la prévention l'ont - ils donc emporté ! Car enfin quel autre motif l'auroit déterminé à dire des choſes très mal-honnêtes à M. *de Horne* ? Auroit-il ſérieuſement penſé lui enlever une partie de ſa réputation ? En vérité, mon cher, vous en conviendrez vous-même, l'auteur de l'examen raiſonné des principales méthodes de guérir les maladies véneriennes eſt à l'abri des attaques de l'auteur de la lettre à M. *Paulet.*

Je vais, mon cher, entrer avec vous dans quelques détails au ſujet de cette lettre, & vous inſtruire des raiſons qui me font ſincérement regretter qu'elle ſoit fortie de la plume de M. *Laurent.* Je ferois infiniment peiné de revenir de l'opinion que j'avois conçue de lui ; cela coûte toujours beaucoup aux ames droites.

Le titre de cette brochure, fans aller plus loin, m'a d'avance un peu choqué. Peut - on appeller du nom de critique l'extrait que M. *de Horne* a donné de l'ouvrage de M. *Lombard* ? Dites-moi, eft-ce faire la critique d'un livre, en prodiguant des éloges à fon auteur, & en s'élevant contre les abus qui pourroient réfulter de donner ·trop d'extenfion à une méthode bornée à quelque cas particulier ? Hé ! de grace, qu'a fait de plus M. *de Horne ?* Le titre de critique, en bonne foi, ne convient - il pas plutôt à ces prétendues obfervations qu'à l'extrait de M. *de Horne ?*

Mais paffons plus loin, & lifons, *Extrait des régiftres de la Société libre de Strasbourg.* Vous avez donc une fociété de gens de lettres à Strasbourg ? J'en fuis enchanté ; depuis long-temps

je defirois de voir cette grande ville fuivre enfin l'exemple de la plupart des
capitales de nos provinces. Nouveau reproche à vous faire de ne m'en avoir pas
inftruit. Je ne connoiffois à Strasbourg
qu'une fociété, qui étoit auffi une fociété
libre, dont les affemblées fe tenoient à
l'hôtel garni du louvre, compofée de tous
les éleves en chirurgie de l'hôpital militaire, que leur fervice n'occupoit pas affez,
& à laquelle préfidoit M. *Laurent*; mais
le titre de chevaliers que fe donnoient
mutuellement les membres de cette fociété,
me fait douter fi effectivement on trai-
toit d'objets rélatifs aux fciences dans ces
affemblées. Voyons donc quel génie bien-
faifant aura raffemblé les *Spielman*, les
Lobftein, &c., & quels favants ceux-ci
auront réunis à leur fociété. Je retourne la
feuille & je lis, *ont figné à l'original*
. . . ., ..., Oh !
pour le coup vous avez raifon, M. le
pro-fecrétaire, la piece eft vraiment ori-
ginale. Comment, mon cher, un......,

membre d'une fociété de gens de lettres! mais ceci eft un réve. Oh ! la docte affemblée que celle où il y a beaucoup de *B*. . . . . ! Il ne manquoit que de le faire fecrétaire perpétuel , & *la libre fociété* eût eu de jolis regiftres ! Au refte peut-être n'eft-il qu'affocié honoraire ; le haut point de réputation & de gloire qu'un guériffeur étranger lui à communiqué à fon fervice, aurait bien pu lui mériter cet honneur, en même tems que fon peu d'ufage & la difficulté infurmontable d'écrire que nous lui connoiffons, auront déterminés les membres de cette fociété à le tenir quitte de toute efpece de travail. A la bonne heure, mais vous conviendrez que M. l'honoraire ne fait pas beaucoup d'honneur à la fociété. En reçoit-il d'avantage d'elle ? en ce cas, c'eft charité , & tant d'illuftres affociés peuvent bien permettre qu'une portion de leur gloire rejailliffe fur un de leur frere ; le plus beau privilége de la richeffe eft de foulager l'indigence.

Avancez avec moi , mon cher con- frere, jufqu'au corps de l'ouvrage , ce premier monument de la gloire de la fo- ciété libre de Strasbourg , & voyons fi M. *Laurent* s'eft acquitté de fa critique d'une maniere qui réponde à l'éloge que vous m'en avez fait.

J'avais cru, dit-il , *jufqu'a préfent , que l'extrait d'un ouvrage, pour étre bien fait, devoit conferver l'enfemble des preuves de l'auteur , en les rapprochant avec pré- cifion.* (pag. 6.) Vous avez mal cru jufqu'à préfent , M. *Laurent*, permettez que je vous le dife, malgré que vous vous foyez *replié vigoureufement fur vos an- ciens principes.* (pag. 7.) L'idée que vous donnez là d'un extrait, eft jufte- ment celle qui convient à une analyfe ; & mon régent n'aurait furieufement gour- mandé, fi je lui avais donné cette dé- finition d'un extrait. Un extrait, Mon- fieur, n'eft autre chofe que des morceaux pris çà & là dans un ouvrage , foit qu'ils renferment ou non l'enfemble des

preuves, pour en faire connoître ou le
ftile, ou l'objet en tout ou en partie ;
voilà même en quoi il differe de l'analyfe, qui comprend, comme vous le dites
fort bien, l'enfemble des preuves rappro-
chées avec précifion. Ainfi tombe le reproche que vous faites à ce fujet à M. *de
Horne*, qui n'a annoncé qu'un extrait de
l'ouvrage de M. *Lombard*, & qui l'a
donné d'après la jufté idée attachée à ce
mot.

Je ne m'arrête pas, mon cher, au ver-
biage qui fuit immédiatement *ce début
irréfiftible*, & auquel M. *Laurent* a raifon,
fans s'en douter, de donner le nom
d'*inductions vagues & inconféquentes qui
ne veulent rien dire du tout.* (pag. 8)
Mais voyons fi le fondement de fon *incré-
dulité* n'eft pas plus folide que celui de fa
croyance, & examinons un peu *les raifons
que la raifon* de M. *Laurent* a eues de
commettre envers M. *de Horne* l'infidé-
lité la plus caractérifée. Quant à moi, je
penfe qu'il eft, dans tous les cas, mal-

honnête, indécent à des perfonnes lettrées
de manquer de bonne foi dans les diffé-
rens qui peuvent furvenir entr'elles ; &
pour cette fois M. *Laurent* s'eft rendu
coupable de cè manque de bonne foi
d'une maniere impardonnable. Pour
s'en convaincre, mon cher, il ne faut que
comparer l'article du Journal de Médecine militaire, cité par M. *Laurent*, (pag.
9) avec l'extrait informe qu'il en donne,
(*ibid.*) Je veux, pour votre facilité, vous
les tranfcrire tous deux, & vous apperce-
vrez bien vîte l'immenfe différence qu'il y
a entre l'un & l'autre. M. *de Horne*, (pag.
257 & 258)pour faire fentir les circonftances qui demandent la faignée, ou les vomi-
tifs, ou l'action réunie de ces deux moyens,
dans la commotion du cerveau, propofe
trois cas, où ces indications font les plus
marquées & les plus faciles à appercevoir.
Voici fes paroles : „ En effet, quand dans
„ le cas propofé, les vaiffeaux regorgent
„ de fang, quand les folides ont en outre
„ une action trop forte , trop active, &

„ qu'il y a une difpofition prochaine à la
„ phlogofe & à l'inflammation, il n'eft pas
„ douteux que l'ufage de l'émétique ne
„ puiſſe & ne doive concentrer dans la
„ fubftance molle du cerveau le fang qui
„ y abonde, & qu'il n'en puiſſe réſulter les
„ plus grands accidents & quelquefois les
„ plus prompts; mais fi, dans le même cas, les
„ vaiſſeaux défemplis, les forces déjà affoi-
„ blies par la perte du fang & de la diète,
„ diminuent l'action des folides, & pronof-
„ tiquent un affaiſſement prochain, alors
„ le vomitif eft urgent ; il excite , il aug-
„ mente le reſſort & l'action de la fibre;
„ il neceſſite l'organe furchargé à une
„ réaction falutaire, qui procure quelque-
„ fois le dégorgement des vaiſſeaux, &
„ prévient la compreſſion mortelle qu'on
„ avoit à craindre. Ce remede eft encore
„ plus indiqué quand l'eftomac eft fur-
„ chargé de matières indigeftes , qui di-
„ latent l'air au point de comprimer quel-
„ quefois les gros vaiſſeaux, fur lefquels
„ ce viſcere eft appuyé ; le vomiſſement

„ produit alors , comme par enchante-
„ ment, la liberté de la circulation dans
„ cette partie, ce qui influe pofitivement
„ fur la circulation générale qui en devient
„ néceffairement plus libre & plus uni-
„ forme. „

Vous allez voir maintenant comment
M. *Laurent* a rendu ce morceau , & vous
jugerez s'il y a de la bonne foi à défigurer
& altérer de la forte le fens d'un auteur.
Lifez (pag. 9.) „ En effet, quand, dans le
„ cas propofé, les vaiffeaux regorgent de
„ fang ; quand les folides ont en outre
„ une action trop forte , trop *active* , &
„ qu'il y a une difpofition prochaine à la
„ phlogofe & à l'inflammation , (je parle,
„ comme vous voyez, d'un ébranlement
„ cérebral fingulier) fi en même tems
„ (pag. 258) l'eftomach eft furchargé
„ de matieres indigeftes, qui dilatent l'air,
„ au point de comprimer quelquefois les
„ gros vaiffeaux, fur lefquels ce vifcere eft
„ appuyé, (circonftances uniques) alors,
„ Monfieur, dans ce cas malheureufement

„ compliqué, il n'eſt pas douteux, nous
„ dit l'auteur de l'extrait, que l'uſage de
„ l'émétique ne puiſſe, & ne doive con-
„ centrer dans la ſubſtance molle du cer-
„ veau, le ſang qui y abonde, & qu'il n'en
„ puiſſe réſulter les plus grands accidents,
„ & quelquefois les plus prompts. Et com-
„ ment cela, me direz-vous ? Comment !
„ Parce que le vomiſſement produit alors,
„ comme par enchantement, la liberté de
„ la circulation dans cette partie, ce qui
„ influe poſitivement ſur la circulation
„ générale, qui en devient néceſſairement
„ plus libre & plus uniforme. „ Voyez,
mon cher, combien de tranſpoſitions dans
un ſeul article ! Quelle confuſion maladroi-
tement jettée dans les paroles de M. *de
Horne*, pour en pervertir le ſens ! Quelles
réflexions ! En vérité, *la petite doſe de
patience* dont M. Laurent prie M. *Paulet*
de ſe munir, ne m'a pas ſuffi pour aller
au bout de cet article, & il m'en a fallu
plus qu'il n'en croit néceſſaire.

Peut-on, je dirois preſque ſans pudeur,

tranfpofer ainſi les phrafes d'une même page, pour pouvoir en former à ſon gré des abſurdités, dont rougiroient les moins verſés en médecine, & qu'on voudroit mettre ſur le compte d'un homme bien connu des gens de l'art? N'eſt-ce pas vouloir abuſer le public, & ſurprendre ſon jugement? certes, mon ami, avec la meilleure envie du monde, on ne peut juſtifier M. *Laurent* de ce tour de paſſe-paſſe groſſier.

Les ironies, dont la page 10 eſt rem-plie, ne ſont, à mon avis, guere plus adroites; & je ne vois pas quels ſont les torts de M. de *Horne*, de laiſſer ſoup-çonner que les mêmes principes, que M. *Lombard* applique aux playes de la tête, ne ſont pas, ou au moins rarement, applicables aux playes de la poitrine ou du bas ventre: enſuite voyez toute cette tirade contre un prétendu ſçavant. N'eſt-elle pas, ainſi que la note & les jolies ironies qui l'accompagnent, des plus dé-placée. Ces imputations vagues, quoiqu'elles ne défignent perfonne fpécialement, ne font par cela que plus condamnables, parce qu'elles donnent occafion à un public toujours méchant de faire des ap-plications malignes & auffi mal-adroites que ces imputations mêmes.

Laiffons M. *Laurent* être indulgent vis-à-vis de fes amis, contentons-nous de lui repréfenter qu'il a tort de crier contre M. *de Horne*, de ce qu'il a craint l'abus des evacuants, avec autant de raifon que M. *Lombard* a redouté celui de la faignée. Je n'y vois rien que de raifonnable.

Mais, dites moi, mon cher, n'a-t-il pas fallu *une force microfcopique de pénétration* à M. *Laurent*, pour voir dans l'extrait de M. *de Horne* qu'il rêjette la diéte. Je ne veux que vous tranfcrire l'endroit cité par M. *Laurent* (pag. 14.) pour vous convaincre que M. *de Horne*, loin de rejetter la diéte, femble au contraire pencher du côté de l'avis des chirurgiens, qui la trouvent fuffifante dans

beaucoup

beaucoup de cas, malgré ce qu'en dife M. *Lombard.* Voici les paroles de M. *de Horne* (pag. 261.) *Ils ne font peut-être pas tous, (les chirurgiens intelligens) de l'avis de M.* Lombard *fur la nécef-fité abfolue des évacuants dans tous les cas de blef$ures, ni fur l'infuffifance de la diete foutenue, pour remplir quelquefois les mêmes indications; malgré qu'elle affoiblife fingulierement & qu'elle ne puiffe chaffer au-dehors les humeurs viciées.* Où voyez vous dans cela que M. *de Horne* rejette la diete, fur-tout pour les raifons qu'on lui prête (ibid ?)

L'auriez vous cru, mon cher, c'eft M. de Horne *qui apprend enfin à M.* Laurent *que les évacuants* agiffent par mécanifme. [pag. 15.] En vérité, je n'aurois pas cru ce médecin fi en retard de ce côté: ignoreroit-il donc que tous les corps n'agiffent les uns fur les autres que par un mécanifme particulier; & quoique nous ne connoiffions toujours pas ce mécanif-

B

me, en eſt il moins exiſtant? Peut-on même concevoir l'action d'un corps ſur un autre, ſans avoir l'idée d'un mécaniſme quelconque, par lequel s'opere cette action? Pourquoi M. *Laurent* voudroit-il affranchir ſes purgatifs des loix générales auxquelles ſont ſoumis tous les autres corps? Seroit-ce donc ſur le mot *mécaniſme* que M. *Laurent* voudroit ſe jouer? Je ne crois pas qu'il auroit les puriſtes de ſon côté. On dit très bien *le mécaniſme par lequel nos fonctions s'exercent*, pourquoi ne diroit-on pas auſſi bien, *le mécaniſme par lequel les purgatifs agiſſent.*

Je ne crois pas que ce ſoit avec plus de raiſon que M. *Laurent* s'égaye ſur le mot *confection du chile.* Elaboration, confection du chile, ſont des mots ſi univerſellement reçus, qu'en vérité on eſt tout *émerveillé* de voir M. *Laurent s'émerveiller* à ce ſujet.

Cet émerveillement, ſi on peut parler de la ſorte, donne occaſion à M. *Laurent* de citer un morceau des obfervations de M. *de Horne* fur les maladies des armées, [premier cayer du journal de médecine militaire, pag. 84 & fuiv.] au fujet duquel il s'égaye beaucoup. Mais de grace, qu'a de commun ce morceau avec la défenfe de M. *Lombard*, que M. *Laurent*, *en brave chevalier*, à pris en main ? cela ne reffemble-t il pas aux mauvais Théologiens, aux Plaideurs, aux commeres des halles, qui, manquant de bonnes raifons, injurient à tout propos ceux contre lefquels ils ont à batailler? Et que s'en fuivroit-il d'avantageux pour la caufe de MM. *Laurent* & *Lombard*, quand le morceau cité ne répondroit pas à la réputation de fon auteur ? D'ailleurs quoique M. *Laurent*, en le rapportant, *reprenne baleine & demande grace pour fes poumons*, ce morceau n'a rien qui doive lui troubler la refpiration, & vaut certainement bien celui que M. *Laurent* fait fuivre [pag. 19.] *C'eft phébus tout pur*.

qui éclaire l'horifon de la médecine, *pourvu que la bile de fes ardents courfiers ne devienne pas auffi fougueufe que celle des foldats de Vefel.* M. de *Horne* ne pouroit-il pas s'écrier avec plus de raifon que M. *Laurent, que dites - vous de ce petit échantillon ? Phebus tout pur ;* n'eft - il pas tout à fait noble & bien tourné ?

A l'exemple de M. *Laurent*, je ne puis m'empêcher de vous donner auffi un échantillon du ftyle châtié de fa lettre. Je ne pourrai, à la vérité, vous en rapporter des morceaux bien longs & bien fuivis, tout y étant affez découfu. Ce ne font, chez lui, que des traits d'éloquence brillans & rapides, qui, femblables à l'éclair, paroiffent & reparoiffent vingt fois, avec d'autant plus d'éclat, qu'ils tranchent fur un fond plus obfcur. *Il faut le voir, à la fuite de fes réflexions, fe tenir ferme fur la hanche ; mais, hélas !* ce n'eft pas pour long - temps. (pag. 8.) Vous le verrez *ravi d'aife*, (pag. 15,) puis *crucifié de plaisir* (pag. 16.) *Cruci-fié de plaisir!* la jolie métaphore! Et ceci, mon cher, oh! *pour le coup*, *Pringle eſt éclipſé de cent piques*, éclipſé de cent piques! Cela ne préſente-t-il pas une image bien frappante, & ſur-tout une idée fort juſte? Puis, *l'examen des cauſes de la diſ-ſenterie*, *qui doit démonter notre Baron-net Anglois.* Que de nobleſſe dans ces ex-preſſions! *Démonter* notre Baronnet An-glois. Le Baronnet, ainſi *démonté*, M. Laurent l'embarque, le met à flot, & le fait *preſque ſubmerger.* Après toutes ces jolies choſes, *il commence le branle & lit.*

. Je ne finirois pas, mon cher, ſi je voulois vous rapprocher ici tous les mor-ceaux qui m'ont paru de la même force. Il faut que je repouſſe le deſir qui m'y porte, afin d'éviter le reproche que vous ne manqueriez pas de me faire, c'eſt-à-dire, de tomber dans le défaut que je reprochois tout à l'heure à M. Laurent; c'eſt une faute que je me reproche auſſi, mais le mauvais exemple m'a gâté.

Vous aimez M. *Laurent* ; vous l'estimez, je le fais : conseillez lui donc, de grace, *de réformer sa judiciaire*, s'il ne trouve pas clair le passage qu'il cite, (pag. 19 & 20.) Je vous prie de le lire, & comme vous le trouverez sûrement des plus clair, vous pourrez le lui expliquer en cas de besoin.

J'apprens, en ce moment, poursuit M. *Laurent*, *que cette derniere action*, [celle des stimulans] *ne doit jamais être que secondaire ; c'est ce que j'ignorois , n'ayant jamais étudié le Traité des causes pour les classer à propos.* Vous conviendrez que c'est apprendre bien tard, lorsqu'on est, comme M. *Laurent*, à si bonne école. Qu'il consulte en effet la page 34 de la réponse de M. *Marchal*, & il lui apprendra, d'après M. *Lombard*, que ce n'est qu'après *les saignées qu'il faut insister sur les stimulans*, & que la saignée *doit être le préliminaire de la cure*. Il verra

par là que M. *Marchal* entend parfaite-
ment bien dans quel fens M. *de Horne*
a dit que l'action des ftimulans ne devoit être que fecondaire, & qu'il recon-
noît la même doctrine, puifqu'il reproche
à l'auteur du Journal de Médecine militaire, d'avoir fait un hors-d'œuvre à cette
occafion, fans doute, parce que lui &
M. *Lombard* l'avoient reconnue & fou-
tenue avant M. *de Horne*. Au furplus,
M. *Laurent* a eu tort de n'avoir jamais
é.udié le Traité des caufes. Cette étude
eft plus utile, fans doute, qu'il ne pa-
roît le croire.

Ce qu'avoue tout bonnement M. Lau-
rent, [page 20] n'eft pas nouveau, &
M. *de Horne* auroit pu lui épargner un
aveu fait fi *bonnement*, s'il ne s'étoit pas
efforcé de voir, dans l'extrait de M. *de
Horne*, ce qui n'y eft pas, & de n'y
pas voir ce qui réellement y eft. Qu'il
life, en effet, la page que j'ai citée plus
haut, & qu'il a impitoyablement mor-

celée, il y verra que M. *de Horne* y dit positivement la même chose, moins *bonnement*, à la vérité. Ce remede [le vomitif], dit-il, est encore plus indiqué quand l'estomach est surchargé de matieres indigestes , &c. Voyez pag. 12 de ma Lettre. Si M. *Laurent* eût voulu faire attention à cela, *l'engorgement de mauvais principes* dont il se plaint, [pag. 21] ou plutôt, comme j'aime à le croire, l'engorgement de prévention qu'il avoit dans la tête eût été bientôt dissipé.

Le ton ironique de M. *Laurent*, lorsqu'il parle de *l'honneur d'être Medecin militaire* , ne m'a pas échappé ; mais je n'ai pas été dupe de cette mauvaise plaisanterie, connoissant les démarches infructueuses qu'il a faites pour briguer cet honneur. C'est le cas du Renard de la fable, qui ne trouvoit pas mûrs les raisins qu'il ne pouvoit attraper.

Je pousse votre patience à bout, mon cher confrere, & cette lettre doit déjà vous paroître bien longue, vu la bonne opinion que vous avez de M. *Laurent*. Je la partage avec vous, n'en doutez pas; & quoique la maniere dont il a attaqué M. *de Horne* ne foit, comme on dit, ni belle, ni bonne, elle n'a pas encore changé ma façon de penfer à fon égard; la prévention & l'enthoufiafme l'ont fûrement entrainé plus loin qu'il n'eût voulu, & l'amitié l'a un peu déçu. Cela me fait même regretter que M. *Laurent n'ait jamais écrit pour aider fes femblables*, [pag. 22 ;] probablement le defir de leur être utile, lui eût fait faire de meilleures chofes que la lettre à M. Paulet, que le même defir n'a fûrement pas dicté.

Voilà, mon cher confrere, les réflexions que m'a fait naître la lecture de la Lettre de M. *Laurent* à M. *Paulet*. Elle eft fuivie d'une réponfe de M. *Marchal*, adreffée à M. *Paulet*. Celle-ci m'a paru écrite d'une maniere plus correcte, malgré que l'auteur demande *grace pour*

son germanisme ; ce qui me fait soupçon-
ner que le véritable auteur n'est pas tout
à fait habitué au germanisme. Quoi qu'il
en soit, sans entrer dans les détails nécef-
faires pour juftifier M. *de Horne*, qui certainement n'eft pas en refte de bonnes raifons pour le faire, je vous ferai feulement
obferver , du moins cela m'a paru tel,
que l'on s'eft aufli un peu trop gendarmé
fur l'extrait de M. *de Horne* , qui, dans
le fait, n'a expofé fes craintes que fur le
danger qu'il y auroit que la méthode
de M. *Lombard* ne foit ou mal enten-
due, ou portée au delà des cas qui lui
conviennent , & rendu juftice en tout autre point à ce dernier. Je ne vois , dans
tout cela, rien qui intéreffe griévement
la réputation de M. *Lombard.*

J'ai fini ma tâche, mon cher ; plus
exact que vous , j'ai rempli l'objet de
notre correfpondance, en vous difant mon
avis fur les deux critiques de l'extrait de
M. *de Horne.* J'efpere que de votre côté,

vous voudrez bien, fans détour, me dire
·le vôtre fur ma lettre; je fuis prêt à revenir de toute erreur que vous me ferez
appercevoir, & ne rougirai pas de l'avouer.
C'eft une obligation mutuelle que l'objet de notre correfpondance nous impofe.
Adieu, mon cher, aimez-moi toujours
& croyez-moi pour la vie votre ami.

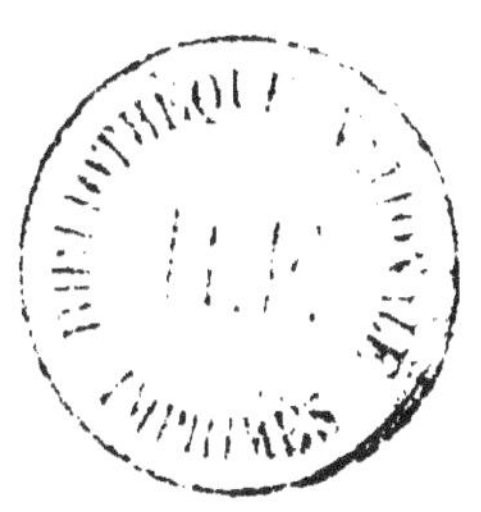